ISBN : 9798877165403
Dépôt légal : février 2024

Mise en garde :

Les conseils nutritionnels présentés dans ce livre sont basés sur des principes d'Indice Glycémique bas et l'expérience personnelle d'Aarav Kapoor. Ces conseils ne peuvent en aucun cas remplacer l'avis et le suivi d'un professionnel de santé qualifié. Pour des conseils personnalisés ou en cas de conditions médicales spécifiques, consultez toujours un médecin ou un nutritionniste. La santé individuelle est unique et chaque lecteur est encouragé à prendre des décisions éclairées en collaboration avec un professionnel de la santé.

TABLE DES MATIÈRES

Introduction   9

Bienvenue dans ce guide

Chapitre 1 : Comprendre l'Indice Glycémique bas 13

Les Effets sur la glycémie et l'insuline
Comparaison entre IG bas, moyen et élevé
Aarav Kapoor et la nuance dans les Choix Alimentaires

Chapitre 2 : Les aliments à Indice Glycémique bas 21

Avantages nutritionnels des aliments à IG bas
Intégration d'aliments à IG bas dans le régime quotidien
Diversité des sources de protéines
Légumes en abondance !
Collations équilibrées
Gestion des portions
Explorez de nouvelles recettes

Chapitre 3 : Planification de repas à Indice Glycémique bas 39

Exemples de menus à Indice Glycémique bas pour différentes occasions
Astuces pour éviter les fluctuations glycémiques

Chapitre 4 : L'impact de l'Indice Glycémique sur la santé   49

Relation entre l'IG et la gestion du poids
Influence de l'IG sur la prévention des maladies chroniques
Effets de l'IG sur l'énergie et la concentration
IG bas et pratique sportive

Chapitre 5 : Étiquetage nutritionnel et sélection d'aliments 55

Lecture et compréhension des étiquettes nutritionnelles
Astuce pour choisir des aliments à IG bas lors des courses
Éviter les pièges des aliments transformés à IG élevé

Chapitre 6 : Gestion des glycémies pour les groupes spécifiques   63

L'IG bas dans l'alimentation des enfants et des adolescents
Adaptations pour les Sportifs
Adaptations pour les personnes âgées

Chapitre 7 : Recettes à Indice Glycémique bas   69

Collection de recettes savoureuses et nutritives
Conseils de cuisine pour préserver l'IG bas des ingrédients

Chapitre 8 : Surmonter les obstacles et maintenir une alimentation à IG bas   75

Stratégies pour surmonter les défis du quotidien avec Aarav Kapoor
Conseils pour rester motivé et engagé
Intégration durable de l'Indice Glycémique bas : Un mode de vie équilibré

Conclusion   81

Pour aller plus loin   83

Livres
Sites Web
Applications Mobiles

INTRODUCTION

Bienvenue dans ce guide

Plongez dans l'univers captivant de la nutrition équilibrée aux côtés d'Aarav Kapoor, un expert en diététique qui a dédié son parcours à comprendre et partager les bienfaits de l'Indice Glycémique bas. Ayant arpenté le chemin académique de la diététique, Aarav a affiné son expertise grâce à des formations spécialisées, devenant ainsi un guide sûr et passionné pour ceux cherchant à améliorer leur bien-être par le biais de choix alimentaires judicieux.

Cependant, le lien de Aarav avec l'Indice Glycémique bas va bien au-delà de son parcours professionnel. En tant que mari et père, il a fait le choix conscient d'intégrer ces principes dans sa propre vie familiale. La motivation ne se limite pas seulement à des considérations de bien-être et de santé, mais s'étend également à la conviction que manger sainement peut être synonyme de délices culinaires. Aarav a découvert que, avec les bonnes recettes, maintenir un Indice Glycémique bas est une aventure simple tout aussi savoureuse que bénéfique.

Note éclairante : *La différence entre « énergique » et « énergétique » est subtile mais significative. « Énergique » décrit une personne dynamique et pleine de vitalité, tandis que « énergétique » qualifie quelque chose en rapport avec l'énergie physique, comme une boisson ou un plat qui vous donne un coup de fouet.*

Revenons sur la piste de l'Indice Glycémique (IG), l'outil qui guide Aarav Kapoor et des milliers d'autres vers des choix alimentaires éclairés.

Pourquoi devrions-nous même nous soucier de l'Indice Glycémique, d'ailleurs ? Eh bien, c'est là que réside le secret d'une énergie stable et d'une santé à toute épreuve. L'Indice Glycémique mesure comment les glucides dans les aliments impactent notre taux de sucre dans le sang. Et cela a des implications majeures pour notre bien-être quotidien.

Lorsque nous consommons des aliments à IG élevé, le sucre dans notre sang connaît une ascension rapide, créant une montagne russe de pics et de chutes énergétiques. Ces montagnes russes peuvent laisser même les plus intrépides d'entre nous se sentir fatigués et affamés peu de temps après avoir mangé. C'est là que l'Indice Glycémique bas intervient comme un super-héros nutritionnel.

Les aliments à IG bas, avec leur libération lente et régulière de sucre, offrent une route pavée d'une énergie stable. C'est comme rouler sur une autoroute tranquille, évitant les embouteillages de fatigue et de fringale. Voilà pourquoi Aarav Kapoor, avec sa sagesse nutritionnelle, a choisi de faire de l'Indice Glycémique bas son allié pour une vie pleine de vitalité.

Maintenant que vous comprenez l'importance de l'IG, préparez-vous à plonger dans les détails et à découvrir comment vous aussi pouvez adopter ces principes dans votre propre voyage vers une alimentation saine et énergétique. On dirait qu'Aarav a laissé des miettes de sagesse le long du chemin, et nous sommes prêts à les suivre.

Imaginez ce livre comme une boîte à outils bien garnie, prête à vous accompagner dans la création d'une alimentation pleine de vitalité. Aarav Kapoor, en tant qu'architecte de ce guide, souhaite démystifier le processus, rendant l'Indice Glycémique bas aussi accessible que votre plat préféré. Alors, entamons ensemble une visite guidée de ce que contient cette boîte à outils nutritionnelle. Cette boîte est divisée en plusieurs compartiments, chacun rempli de connaissances et d'outils pratiques pour vous aider à incorporer l'IG bas dans votre vie quotidienne.

1. Connaissances fondamentales sur l'IG : La première clé de cette boîte à outils est une compréhension approfondie de ce qu'est réellement l'Indice Glycémique. Vous découvrirez pourquoi il est bien plus qu'une simple statistique, mais plutôt une fenêtre sur la façon dont les aliments interagissent avec notre corps. Aarav Kapoor décompose les bases de l'IG de manière simple et accessible, démystifiant tout jargon technique.

2. Sélection d'aliments à IG bas : La deuxième section de la boîte à outils vous guidera à travers la sélection d'aliments à IG bas. Vous trouverez des listes pratiques, des astuces de courses et des suggestions de repas pour intégrer ces aliments à chaque repas. Aarav partage son expertise pour faire de votre assiette un tableau énergétique et délicieux.

3. Planification de repas équilibrés : La troisième clé est la planification de repas équilibrés. Aarav Kapoor vous accompagne dans la création de menus équilibrés, combinant les bienfaits de l'IG bas avec une variété de saveurs et de textures. Découvrez comment chaque repas peut devenir une opportunité de nourrir votre corps de manière optimale.

4. Recettes gourmandes à IG bas : La quatrième section révèle un trésor de recettes gourmandes à IG bas. Des petits-déjeuners énergétiques aux dîners délicieux, Aarav Kapoor partagera des créations culinaires qui prouvent que manger à IG bas peut être à la fois sain et délicieux. Des recettes simples et savoureuses qui rendront votre cuisine aussi joyeuse que nutritive.

5. Conseils pratiques pour la vie quotidienne : La cinquième clé dévoile des conseils pratiques pour intégrer l'IG bas dans votre vie quotidienne. Aarav vous accompagnera à travers les défis courants, vous aidant à prendre des décisions éclairées dans diverses situations. Que ce soit au travail, en voyage ou lors d'événements sociaux, découvrez comment rendre l'IG bas une réalité dans toutes les sphères de votre vie.

L'objectif ultime de cette boîte à outils nutritionnelle ? Vous équiper pour devenir le maestro de votre alimentation, capable de composer des repas équilibrés, délicieux et adaptés à vos besoins uniques. Aarav Kapoor vous invite à explorer ces outils, à les tester dans votre propre cuisine et à découvrir le potentiel énergétique de chaque bouchée. Prêts à déballer votre boîte à outils et à commencer ce voyage vers la sagesse nutritionnelle ?

CHAPITRE 1 : COMPRENDRE L'INDICE GLYCÉMIQUE BAS

Imaginez l'Indice Glycémique comme le chef d'orchestre d'un grand concert de glucides dans notre corps. Chaque aliment contenant des glucides peut être classé selon son IG, qui mesure à quelle vitesse il fait grimper le niveau de sucre dans le sang après sa consommation. L'échelle va de 0 à 100 et plus l'indice est élevé, plus la montée du sucre dans le sang est rapide.

Mais de quoi parle-t-on lorsqu'on dit glucides ? Les glucides sont l'un des trois principaux macronutriments, aux côtés des protéines et des lipides. Ce sont des molécules énergétiques composées de sucre, d'amidon et de fibres. Les glucides sont la principale source d'énergie pour notre corps, tout comme l'essence pour une voiture.

Tous les glucides ne se valent pas. Il en existe deux types principaux : les glucides simples et les glucides complexes. Les glucides simples, souvent appelés « sucres », sont composés de molécules de sucre simple, comme le glucose et le fructose. Ils sont rapidement digérés et entraînent une montée rapide de la glycémie. Les bonbons, les sodas et les pâtisseries sont des exemples de sources de glucides simples.

D'un autre côté, les glucides complexes sont composés de longues chaînes de molécules de sucre et sont souvent riches en fibres. Ils prennent plus de temps à être digérés, provoquant une libération plus lente de sucre dans le sang. Les céréales complètes, les légumes, et les légumineuses sont des exemples de sources de glucides complexes.

Et le sucre dans tout cela ? Il existe différents types de sucre, du glucose dans nos cellules au saccharose dans le sucre de table. Certains aliments libèrent du sucre rapidement, tandis que d'autres le font plus lentement. L'Indice Glycémique prend en compte ces variations pour vous guider dans le choix de vos sources de glucides.

Prenons un exemple pour éclaircir tout cela. Considérons deux types de petit-déjeuner : des flocons d'avoine et des céréales sucrées. Les flocons d'avoine, étant riches en fibres, ont un IG bas. Lorsque vous les mangez, le sucre est libéré lentement dans le sang, fournissant une énergie stable pour la matinée. D'un autre côté, les céréales sucrées avec un IG élevé peuvent provoquer un pic de sucre suivi d'une chute rapide, laissant souvent une sensation de fatigue ou de fringale peu de temps après le repas.

Maintenant, imaginez ces deux petits déjeuners comme des montagnes russes. Les flocons d'avoine offrent une montée lente et régulière, tandis que les céréales sucrées sont comme une ascension rapide suivie d'une descente vertigineuse. Avec l'Indice Glycémique bas, Aarav Kapoor a découvert comment choisir les montagnes russes qui procurent une expérience agréable plutôt que de la nausée.

Vous vous demandez peut-être comment vous pouvez connaître l'IG des aliments que vous consommez. Ne vous inquiétez pas, ce n'est pas si sorcier. De nombreuses ressources fournissent des tables d'Indice Glycémique pour vous guider.

En résumé, l'Indice Glycémique bas est comme une boussole dans l'univers des glucides, guidant votre corps vers une énergie stable plutôt que des hauts et des bas abrupts. Avec des choix alimentaires judicieux, inspirés par Aarav Kapoor et son expertise, vous pourriez bien transformer votre prochain repas en une symphonie de bien-être nutritionnel. Alors, prêts à jouer la mélodie de l'IG bas dans votre vie quotidienne ?

À retenir : Les glucides, qui sont des molécules énergétiques, se divisent en glucides simples (rapides à digérer) et complexes (plus lents à digérer, riches en fibres). Les différents types de sucre présents dans les aliments contribuent à la variété des réponses glycémiques, influençant ainsi l'Indice Glycémique.

Note éclairante : *Avant de plonger plus profondément dans les mystères de l'Indice Glycémique bas, éclaircissons une distinction souvent floue : la différence entre légumes et légumineuses.*

Les légumes, ces joyaux colorés et croquants que vous trouvez dans le panier de légumes, sont généralement les parties comestibles des plantes, comme les feuilles, les racines, les tiges ou les fleurs. Ces merveilles nutritionnelles incluent une variété infinie, des épinards verts aux carottes orange vif, chacun apportant son lot de vitamines et de minéraux essentiels.

D'un autre côté, les légumineuses sont une catégorie de plantes qui comprend les pois, les lentilles, les haricots et les pois chiches, parmi d'autres. Ce sont les graines comestibles contenues dans les gousses de ces plantes. Les légumineuses sont souvent vantées pour leur richesse en protéines végétales, en fibres et en nutriments, les rendant particulièrement précieuses dans une alimentation équilibrée.

En résumé, les légumes proviennent de diverses parties comestibles de plantes, tandis que les légumineuses sont les graines comestibles de plantes spécifiques. Les deux jouent un rôle crucial dans la création d'un repas sain et équilibré, apportant une variété de bienfaits nutritionnels à votre assiette.

Les Effets sur la glycémie et l'insuline

Maintenant que nous avons démêlé les fils de la définition de l'Indice Glycémique (IG), plongeons plus profondément dans le rôle crucial qu'il joue dans la gestion de la glycémie et de l'insuline.

Lorsque nous consommons des aliments, en particulier ceux riches en glucides, notre corps entre en action pour décomposer ces glucides en sucres simples, tels que le glucose. La rapidité avec laquelle cela se produit est cruciale, car elle influence directement la façon dont notre taux de sucre dans le sang (glycémie) évolue.

C'est là qu'intervient l'Indice Glycémique. Les aliments sont classés sur une échelle de 0 à 100 en fonction de la rapidité avec laquelle ils font augmenter la glycémie. Les aliments à IG élevé provoquent une montée rapide du sucre dans le sang, tandis que ceux à IG bas libèrent le sucre plus lentement, évitant les pics soudains.

Imaginons un instant votre petit-déjeuner composé de céréales à IG élevé. Vous les savourez, mais votre corps réagit rapidement, entraînant une montée rapide de votre glycémie. Cela déclenche la libération d'insuline, une hormone qui aide les cellules à absorber le glucose pour l'utiliser comme source d'énergie. Cependant, cette cascade rapide peut également conduire à une chute brutale de la glycémie après un certain temps, laissant souvent une sensation de fatigue et de fringale.

Maintenant, envisageons une alternative à ce petit-déjeuner : des flocons d'avoine à IG bas. Leur digestion est plus lente, offrant une libération graduée de glucose dans le sang. Cette approche en douceur maintient la glycémie stable, éliminant les hauts et les bas énergétiques. Moins de fluctuations glycémiques signifient également une demande d'insuline plus modérée, contribuant potentiellement à une meilleure gestion du poids et à la prévention de l'insulino-résistance.

L'impact de l'IG va au-delà de la simple gestion de l'énergie. La stabilisation de la glycémie est également cruciale pour la santé à long terme. Des niveaux erratiques de sucre dans le sang sont liés à diverses conditions, notamment le diabète de type 2, les maladies cardiovasculaires et l'obésité.

Cependant, il est crucial de rappeler qu'Aarav Kapoor n'est pas médecin, et ses conseils ne doivent pas remplacer l'avis d'un professionnel de santé. Ce livre ne prétend pas être un substitut à une consultation médicale. Les lecteurs doivent consulter un professionnel de santé pour des conseils personnalisés, surtout s'ils ont des préoccupations spécifiques liées à la glycémie, à l'insuline ou à d'autres aspects de leur santé.

Aarav Kapoor partage ces informations dans le but d'éduquer et d'autonomiser les lecteurs dans leurs choix alimentaires. Son expérience personnelle et sa formation en nutrition mettent en lumière l'importance de prendre des décisions éclairées pour cultiver une alimentation consciente et équilibrée. Il recommande vivement à chacun de s'engager activement avec leur professionnel de santé pour élaborer un plan nutritionnel adapté à leurs besoins individuels dans le cas de pathologie avérée ou à risque.

En résumé, comprendre les effets de l'Indice Glycémique sur la glycémie et l'insuline offre un aperçu précieux de la manière dont nos choix alimentaires influencent notre santé à court et à long terme. Cependant, il est impératif de combiner cette connaissance avec un suivi médical régulier pour une approche holistique de la santé.

Note éclairante : *Une question fréquemment posée est de savoir si une alimentation à Indice Glycémique bas peut contribuer à la prévention ou à la gestion de maladies telles que le diabète, l'obésité et d'autres affections cardiovasculaires. Bien que des études aient suggéré que l'adoption d'une alimentation à IG bas peut offrir certains avantages dans ces domaines, ceci n'est qu'un facteur parmi de nombreux autres.*

Diabète : Des recherches indiquent que la gestion de l'Indice Glycémique des repas peut aider à maintenir des niveaux de glucose sanguin plus stables, ce qui peut être bénéfique pour les personnes atteintes de diabète. Cependant, cela ne doit en aucun cas être considéré comme un substitut aux recommandations médicales et à la gestion approfondie du diabète par un professionnel de santé.

Obésité : Certains éléments suggèrent que la consommation d'aliments à IG bas pourrait contribuer à la gestion du poids en favorisant une sensation de satiété prolongée. Cependant, la perte de poids et la gestion de l'obésité sont des processus complexes qui nécessitent une approche globale, comprenant l'activité physique et des habitudes alimentaires saines.

Maladies cardiovasculaires : Des liens ont été explorés entre une alimentation à IG bas et la réduction de certains facteurs de risque cardiovasculaire. Cependant, vos choix alimentaires doivent être considérés dans le contexte d'un mode de vie global incluant l'exercice régulier et d'autres facteurs de santé.

En résumé, bien que des indices suggèrent que l'Indice Glycémique bas peut jouer un rôle dans la promotion d'une santé optimale, cela ne doit pas être interprété comme une panacée. Intégrer des aliments IG bas dans votre alimentation ne saurait nullement remplacer un quelconque traitement médical ni la consultation d'un professionnel de santé. Les avantages potentiels dépendent de divers facteurs individuels, et une approche personnalisée sous la supervision d'un professionnel de santé est toujours recommandée pour aborder ces questions de manière holistique. L'objectif de ce guide est d'éduquer et d'encourager des choix alimentaires conscients plutôt que de proposer des solutions médicales.

N'hésitez surtout pas à consulter votre médecin en cas de doute.

Comparaison entre IG bas, moyen et élevé

Maintenant que nous avons exploré la définition de l'Indice Glycémique (IG) et son impact sur la glycémie et l'insuline, plongeons dans une comparaison approfondie entre les catégories d'IG bas, moyen et élevé.

Indice Glycémique bas (IG 0-55)

Les aliments à IG bas sont comme des gardiens du rythme énergétique stable. Leur digestion lente et graduelle offre une libération continue de glucose dans le sang, évitant les hausses et les chutes brusques de la glycémie. Ces aliments comprennent des joyaux nutritionnels tels que les légumes verts feuillus, les légumineuses, les noix et les grains entiers. Ils sont non seulement des alliés dans la gestion du sucre sanguin, mais aussi des sources riches en fibres, en vitamines et en minéraux essentiels.

Indice Glycémique moyen (IG 56-69)

Cette catégorie occupe une position médiane sur l'échelle de l'IG. Les aliments à IG moyen sont digérés et absorbés à une vitesse intermédiaire, provoquant une augmentation modérée de la glycémie. Les pommes de terre, le riz complet et certains types de pain complet entrent dans cette catégorie. Bien qu'ils ne déclenchent pas de pics de sucre sanguin aussi significatifs que les aliments à IG élevé, ils ne maintiennent pas non plus une énergie aussi stable que ceux à IG bas.

Indice Glycémique élevé (IG 70 et plus)

Les aliments à IG élevé sont souvent des délices instantanés pour le palais, mais leur impact sur la glycémie est rapide et intense. Les boissons sucrées, les confiseries, le pain blanc et les céréales transformées sont des exemples d'aliments à IG élevé. Leur digestion rapide entraîne une libération rapide de glucose dans le sang, provoquant des pics d'énergie suivis de chutes abruptes. Ces fluctuations peuvent entraîner des sensations de fatigue et des fringales peu de temps après avoir consommé ces aliments.

Aarav Kapoor et la nuance dans les Choix Alimentaires

Aarav Kapoor, en partageant ces informations, met en avant la nuance dans les choix alimentaires. Il souligne que chaque individu a des besoins nutritionnels uniques et que des facteurs tels que le métabolisme, l'activité physique et la santé globale doivent être pris en compte. Le paysage nutritionnel est aussi diversifié que les individus, et Aarav encourage une approche personnalisée.

Il insiste par exemple sur le fait que ces catégories d'Indice Glycémique sont des guides plutôt que des règles strictes. Les nuances de la vie quotidienne peuvent influencer nos choix alimentaires, et il est essentiel de maintenir un équilibre pratique. Par exemple, un repas festif avec des amis peut comporter des aliments à IG plus élevé, et c'est parfaitement acceptable. Ce qui compte, c'est la cohérence sur le long terme.

Aarav Kapoor encourage également l'expérimentation personnelle. Chacun réagit différemment aux aliments en fonction de son propre corps et de son mode de vie. Il invite les lecteurs à observer attentivement comment leur corps réagit à différents types d'aliments et à ajuster leur alimentation en conséquence.

Cependant, insistons de nouveau sur le fait que les conseils de Aarav Kapoor ne remplacent pas l'avis d'un professionnel de la santé. Son rôle est d'éduquer et d'inspirer les lecteurs à faire des choix alimentaires conscients, tout en encourageant une collaboration étroite avec les professionnels de santé pour des recommandations personnalisées.

La philosophie de Aarav Kapoor est centrée sur l'autonomisation des individus. Il veut que chacun comprenne les fondements de l'alimentation à Indice Glycémique bas pour prendre des décisions éclairées. Ce n'est pas seulement un régime alimentaire, mais un mode de vie qui s'intègre harmonieusement dans les réalités de la vie quotidienne.

En résumé, Aarav Kapoor, en tant qu'expert de la nutrition, apporte une perspective équilibrée et nuancée à la compréhension de l'Indice Glycémique. Ses conseils vont au-delà de simples recommandations alimentaires ; ils encouragent une relation consciente avec la nourriture, basée sur la compréhension personnelle et le bien-être global.

CHAPITRE 2 : LES ALIMENTS À INDICE GLYCÉMIQUE BAS

Le cœur de l'alimentation à Indice Glycémique bas réside dans le choix judicieux des aliments. Cette liste est votre alliée, votre carte au trésor nutritionnelle pour des choix qui favorisent une énergie stable et un bien-être durable. Aarav Kapoor, avec son expertise en nutrition, vous guide à travers une variété d'options délicieuses et nutritives à Indice Glycémique bas.

1. Légumes verts feuillus :

Les épinards, le chou frisé, la laitue et autres légumes verts feuillus sont riches en fibres, vitamines et minéraux tout en ayant un impact minimal sur la glycémie.

2. Légumineuses :

Les pois chiches, les haricots noirs, les lentilles et les pois sont des sources excellentes de protéines végétales à Indice Glycémique bas.

3. Noix et graines :

Les amandes, les noisettes, les graines de chia et les graines de tournesol fournissent des graisses saines et des fibres, contribuant à une libération lente de glucose.

4. Céréales à grains entiers :

Optez pour des céréales comme l'avoine, le quinoa et l'orge, qui sont riches en fibres et en nutriments essentiels.

5. Produits laitiers non sucrés :

Les yaourts grecs, le fromage cottage et le lait non sucré sont d'excellentes sources de protéines sans provoquer de pics de sucre.

6. Fruits à Indice Glycémique bas :

Privilégiez les baies, les pommes, les poires et les pêches pour une douceur naturelle sans les hauts et les bas de la glycémie.

7. Poissons et viandes maigres :

Le saumon, le poulet, la dinde et d'autres sources de protéines maigres sont des choix protéinés sans augmenter significativement l'IG.

8. Légumes racines :

Les carottes, les patates douces et les betteraves sont des options nutritives à IG bas lorsqu'elles sont consommées avec modération.

9. Produits à base de soja :

Le tofu et le tempeh offrent des protéines végétales avec un faible impact sur la glycémie.

10. Pâtes et riz à IG bas :

Choisissez des pâtes de blé entier, du riz basmati ou du riz sauvage pour des alternatives à IG bas.

Cette liste n'est pas exhaustive, mais offre une base solide pour construire des repas équilibrés à Indice Glycémique bas. Aarav Kapoor encourage la diversité et l'exploration culinaire tout en maintenant la stabilité glycémique.

L'intégration de ces aliments à IG bas dans votre régime alimentaire quotidien peut non seulement favoriser une glycémie stable, mais également apporter une gamme complète de nutriments essentiels. La prochaine étape de notre voyage nutritionnel plongera dans les avantages nutritionnels spécifiques de ces choix alimentaires à Indice Glycémique bas.

Note Éclairante : *L'adoption d'un régime à Indice Glycémique bas s'inscrit dans une approche flexible de l'alimentation qui peut convenir à diverses orientations alimentaires, y compris les régimes* végétariens et végans. Il est essentiel de souligner que l'IG bas n'est pas exclusivement réservé à un certain style alimentaire ; au contraire, il peut être intégré de manière harmonieuse dans des régimes comprenant ou non de la viande.

1. Équilibre avec des Protéines Animales :

Pour ceux qui incluent des protéines animales dans leur alimentation, il est possible de maintenir un régime à Indice Glycémique bas en choisissant des sources de protéines maigres. Le poisson, la volaille et d'autres viandes maigres peuvent être combinés avec des aliments à IG bas pour créer des repas équilibrés.

2. Options à Base de Plantes et IG Bas :

De même, les adeptes de régimes végétariens ou végans peuvent intégrer facilement l'Indice Glycémique bas en se concentrant sur des options à base de plantes telles que les légumineuses, les noix, les graines et les produits à base de soja. Ces choix offrent une excellente source de protéines tout en maintenant un IG bas.

3. Liberté de Choix Alimentaires :

L'IG bas offre une liberté de choix alimentaires, permettant une diversité de sources de glucides sans compromettre la stabilité glycémique. Cela signifie que les céréales complètes, les légumes, les fruits et même des quantités modérées de certains glucides plus complexes peuvent trouver leur place dans un régime à IG bas.

4. Adaptabilité à Divers Styles Alimentaires :

Aarav Kapoor insiste sur le fait que la clé réside dans l'adaptabilité. L'Indice Glycémique bas peut être ajusté en fonction des préférences alimentaires individuelles, offrant une approche flexible et durable pour une alimentation saine.

5. Planification Éclairée des Repas :

Que vous optiez pour un régime omnivore, végétarien, ou végan, la planification éclairée des repas reste cruciale. L'équilibre entre les *macronutriments, les fibres, et une variété de sources alimentaires est essentiel pour garantir un apport nutritionnel complet.*

Aarav Kapoor souligne que l'Indice Glycémique bas transcende les frontières alimentaires, offrant une approche universelle pour favoriser la stabilité glycémique et le bien-être. La flexibilité de cette approche permet à chacun de personnaliser son régime en fonction de ses besoins, préférences et objectifs nutritionnels spécifiques.

Avantages nutritionnels des aliments à IG bas

Explorer les avantages nutritionnels des aliments à Indice Glycémique bas révèle les multiples facettes de cette approche alimentaire équilibrée. Aarav Kapoor, notre expert en nutrition, détaille comment ces choix alimentaires influent positivement sur la santé globale.

1. Stabilité de la glycémie :
Les aliments à Indice Glycémique bas sont connus pour provoquer une libération graduelle de glucose dans le sang, favorisant ainsi la stabilité de la glycémie. Cette caractéristique est particulièrement bénéfique pour les personnes atteintes de diabète, mais elle est également pertinente pour tous ceux qui cherchent à maintenir une énergie constante tout au long de la journée.

2. Contrôle du poids :
L'inclusion régulière d'aliments à Indice Glycémique bas dans le régime alimentaire peut contribuer au contrôle du poids. Ces aliments favorisent la satiété, réduisant ainsi le risque de fringales et d'une consommation excessive de calories.

3. Réduction des risques de maladies cardiovasculaires :
Les régimes à Indice Glycémique bas ont été associés à une réduction des facteurs de risque de maladies cardiovasculaires. La

gestion de la glycémie et la promotion d'une alimentation équilibrée contribuent à la santé du cœur.

4. Équilibre hormonal :

Certains aliments à IG bas, tels que les légumineuses, aident à stabiliser les niveaux d'insuline, favorisant ainsi un équilibre hormonal. Cela peut avoir des implications positives sur la gestion du poids et la santé métabolique.

5. Soutien digestif :

Les aliments riches en fibres, souvent présents dans les choix à Indice Glycémique bas, favorisent la santé digestive en prévenant la constipation et en soutenant une flore intestinale saine.

6. Niveaux d'énergie durables :

L'apport régulier d'aliments à IG bas assure une libération constante d'énergie. Cela se traduit par des niveaux d'énergie stables, évitant les hauts et les bas associés à une alimentation riche en sucres simples.

7. Gestion de l'inflammation :

Certains aliments à IG bas, tels que les légumes verts feuillus et les baies, sont riches en antioxydants et ont des propriétés anti-inflammatoires, contribuant ainsi à la gestion de l'inflammation dans le corps.

Aarav Kapoor souligne que ces avantages ne sont pas des résultats instantanés, mais plutôt des bénéfices cumulatifs résultant d'une approche alimentaire à long terme. Par ailleurs, bien que des études aient montré ces avantages potentiels, ils ne sont pas des recommandations médicales spécifiques. Pour les personnes ayant des conditions médicales préexistantes, en particulier celles liées à la glycémie, au poids ou aux maladies cardiovasculaires, il est impératif de consulter un professionnel de santé avant d'apporter des modifications significatives à votre régime alimentaire. Les conseils personnalisés d'un médecin ou d'un nutritionniste sont essentiels pour garantir que ces changements alimentaires sont adaptés aux besoins spécifiques de chaque individu.

La prochaine étape de notre exploration se penchera sur la planification de repas à Indice Glycémique bas, offrant des conseils pratiques pour intégrer ces avantages dans votre quotidien de manière sécurisée et personnalisée.

Intégration d'aliments à IG bas dans le régime quotidien

Maintenant que nous avons exploré les avantages nutritionnels des aliments à Indice Glycémique bas, la question cruciale est : comment intégrer judicieusement ces choix dans notre régime quotidien ? Aarav Kapoor, notre guide nutritionnel, partage des conseils pratiques pour une alimentation équilibrée et délicieuse.

Petites modifications graduelles.

La transition vers une alimentation à Indice Glycémique bas peut être amorcée par de petites modifications graduelles, selon les conseils d'Aarav Kapoor. Plutôt que de se lancer dans des changements drastiques, commencez par substituer quelques aliments à Indice Glycémique élevé par des alternatives à IG bas. Un exemple concret serait de troquer le riz blanc ordinaire contre du riz basmati, qui possède un Indice Glycémique plus bas.

Cette approche douce permet au palais de s'ajuster progressivement à de nouvelles textures et saveurs, rendant la transition plus agréable. En apportant ces ajustements progressifs, les habitudes alimentaires évoluent naturellement sans créer de sentiments de privation. L'idée est d'incorporer ces changements dans la routine quotidienne, rendant l'adoption d'une alimentation à IG bas plus durable à long terme.

Cette stratégie progressive s'étend au-delà des grains. Elle peut être appliquée à d'autres composants du régime, tels que les choix de collations, les céréales du petit-déjeuner, et même les desserts. La clé réside dans la constance et la patience, faisant de chaque modification une étape consciente vers une alimentation équilibrée et bénéfique pour la santé. En suivant cette approche, la transition vers une alimentation à Indice Glycémique bas se transforme en un voyage progressif et positif vers une meilleure santé.

Voici quelques exemples d'alternatives à IG bas pour des aliments courants :

Riz blanc : Optez pour du riz basmati, du riz brun ou du riz sauvage. Ces options ont un IG plus bas que le riz blanc traditionnel.

Pain blanc : Choisissez du pain complet, du pain aux céréales entières ou du pain de seigle. Ces choix offrent des fibres supplémentaires et ont un IG plus bas.

Pâtes traditionnelles : Préférez les pâtes de blé entier ou les pâtes à base de farine de lentilles ou de pois chiches. Elles sont riches en fibres et ont un IG plus bas.

Pommes de terre : Optez pour des patates douces, qui ont un IG plus bas que les pommes de terre blanches traditionnelles.

Céréales du petit-déjeuner sucrées : Choisissez des céréales à grains entiers avec une teneur réduite en sucre ajouté. Les flocons d'avoine sont une excellente option.

Snacks sucrés : Préférez des collations comme des fruits frais, des noix non salées ou des yaourts grecs nature plutôt que des barres énergétiques sucrées.

Jus de fruits : Optez pour la consommation de fruits entiers plutôt que de jus de fruits, car cela réduit l'IG et fournit des fibres.

Boissons sucrées : Remplacez les boissons gazeuses sucrées par de l'eau, du thé non sucré ou de l'eau infusée aux fruits.

Collations à base de farine blanche : Choisissez des alternatives à base de farine d'amande, de farine de coco ou de farine de haricots pour des options plus riches en protéines et en fibres.

Édulcorants : Privilégiez les édulcorants naturels comme la stevia ou le miel plutôt que le sucre blanc raffiné.

En incorporant ces alternatives à IG bas dans votre alimentation quotidienne, vous favorisez la stabilité glycémique tout en diversifiant vos choix alimentaires.

Note éclairante : *Lorsqu'il s'agit de gérer l'Indice Glycémique (IG) dans notre alimentation, les fibres jouent un rôle essentiel. Les fibres alimentaires, présentes dans une variété d'aliments d'origine végétale, ont un impact significatif sur la façon dont notre corps traite les glucides et régule la libération de glucose dans le sang.*

1. Ralentissement de l'absorption des glucides :

Les fibres, solubles et insolubles, agissent comme une barrière naturelle ralentissant l'absorption des glucides dans le système digestif. Ce ralentissement contribue à éviter les pics de glycémie qui peuvent résulter de la consommation de glucides à Indice Glycémique élevé.

2. Stabilisation de la libération de glucose :

Les aliments riches en fibres, tels que les grains entiers, les légumes, et les fruits, permettent une libération plus lente et soutenue de glucose dans le sang. Cela favorise une stabilisation de la glycémie, aidant à éviter les fluctuations brusques et à maintenir des niveaux d'énergie constants.

3. Réduction de l'IG global d'un repas :

Lorsque des aliments riches en fibres sont combinés avec des glucides à Indice Glycémique plus élevé, la présence des fibres réduit l'IG global du repas. Cette synergie entre les fibres et d'autres composants alimentaires modère l'impact sur la glycémie.

4. Amélioration de la sensation de satiété :

Les fibres apportent également un avantage supplémentaire en prolongeant la sensation de satiété. Cela peut contribuer à la gestion du poids en évitant les fringales et en favorisant une consommation alimentaire plus équilibrée.

5. Sources de fibres à IG bas :

Il est important de noter que de nombreuses sources naturelles de fibres, telles que les légumes, les fruits, les légumineuses et les céréales complètes, sont souvent associées à un Indice Glycémique bas. Cette combinaison offre une double protection pour maintenir la stabilité glycémique.

En incorporant des aliments riches en fibres dans votre alimentation, vous favorisez non seulement une digestion saine mais aussi une gestion optimale de l'Indice Glycémique. Aarav Kapoor recommande une consommation régulière de ces sources de fibres pour soutenir une alimentation à IG bas et promouvoir une santé optimale.

Diversité des sources de protéines

La diversité des sources de protéines dans l'alimentation offre un moyen stratégique d'intégrer l'Indice Glycémique (IG) bas tout en assurant un apport nutritionnel complet. Aarav Kapoor souligne l'importance de varier les sources de protéines pour maximiser les bienfaits pour la santé.

En incorporant une variété d'aliments riches en protéines, tels que les légumineuses, les noix, les œufs, le poisson et les viandes maigres, vous garantissez un éventail complet d'acides aminés essentiels. Cette diversification offre des avantages spécifiques liés à l'IG bas.

1. Légumineuses pour un IG bas :
Les légumineuses, comme les lentilles, les pois chiches et les haricots, sont des sources de protéines à IG bas. En plus de fournir des protéines, elles sont riches en fibres, contribuant ainsi à une libération plus lente de glucose dans le sang.

2. Noix pour une libération soutenue d'énergie :
Les noix, telles que les amandes, les noix de cajou et les noix, offrent une combinaison unique de protéines, de graisses saines et de fibres. Cette composition ralentit la digestion, soutenant une libération soutenue d'énergie et un Indice Glycémique stable.

3. Œufs pour des protéines complètes :

Les œufs sont une source de protéines complètes avec un IG nul. Ils constituent une option polyvalente pour les repas, favorisant la satiété et offrant une alternative à IG bas pour diversifier le régime.

4. Poisson pour des Oméga-3 et un IG modéré :

Les poissons gras, comme le saumon et le thon, sont riches en protéines et en acides gras oméga-3. Cette combinaison bénéfique contribue à maintenir une stabilité glycémique et offre des avantages pour la santé cardiovasculaire.

5. Viandes maigres pour une source de protéines variée :

Les viandes maigres, comme le poulet et la dinde, fournissent des protéines essentielles sans ajouter d'excès de graisses saturées. L'inclusion modérée de ces sources de protéines diversifie le régime tout en soutenant un IG bas.

6. Alternatives végétariennes et véganes :

Pour ceux adoptant un régime végétarien ou végane, Aarav Kapoor souligne l'abondance d'options protéinées à Indice Glycémique bas provenant de sources végétales. Ces alternatives non seulement répondent aux besoins protéiques, mais aussi offrent des avantages spécifiques pour la gestion de l'IG.

Tofu et Tempeh :

Le tofu et le tempeh, issus du soja, sont d'excellentes sources de protéines pour les végétariens et véganes. Leur IG bas en fait des substituts polyvalents dans de nombreux plats, contribuant à la stabilité glycémique.

Légumineuses et haricots :

Les légumineuses, tels que les pois chiches, les lentilles et les haricots, sont des piliers essentiels d'un régime végétarien. Riches en protéines et en fibres, ils maintiennent un IG bas tout en apportant une variété de nutriments essentiels.

Protéines végétales :

Des protéines végétales en poudre, à base de pois, de riz, ou de chanvre, offrent des options pratiques pour augmenter l'apport protéique. Ces substituts à IG bas sont particulièrement utiles pour les végétaliens.

Noix et graines :

Les noix, les graines et les beurres de noix sont des sources riches en protéines et en graisses saines pour les adeptes du végétarisme. Leur IG bas les rend adaptés à une alimentation équilibrée.

En intégrant ces alternatives protéinées d'origine végétale, les végétariens et les véganes peuvent non seulement maintenir un apport protéique adéquat, mais aussi veiller à un Indice Glycémique bas. La diversité des choix alimentaires permet à chacun, indépendamment de son régime alimentaire, de tirer parti des bienfaits de l'IG

En privilégiant la diversité des sources de protéines, vous créez un équilibre nutritionnel qui contribue à une gestion optimale de l'Indice Glycémique. Cette approche offre une flexibilité dans les choix alimentaires tout en veillant à ce que chaque repas contribue à la stabilité glycémique globale.

Légumes en abondance !

Parmi les piliers d'une alimentation à Indice Glycémique bas, les légumes occupent une place de choix. Aarav Kapoor insiste sur l'importance d'intégrer une abondance de légumes dans chaque repas pour maximiser les bienfaits nutritionnels et favoriser la stabilité glycémique.

1. Variété de couleurs et de saveurs :

La diversité des légumes offre bien plus qu'une simple variété visuelle. Chaque couleur reflète une composition nutritionnelle unique, apportant une gamme étendue de vitamines, de minéraux et d'antioxydants. De la verdure des épinards à la couleur vibrante des poivrons, chaque légume contribue à une palette nutritionnelle complète.

2. Richesse en fibres :

Les légumes, riches en fibres alimentaires, jouent un rôle crucial dans la stabilisation de l'Indice Glycémique. Les fibres ralentissent la digestion des glucides, aidant ainsi à maintenir une libération graduelle de glucose dans le sang. Cette propriété en fait des alliés essentiels pour éviter les pics de glycémie.

3. Faible en calories, riche en nutriments :

En plus de leur impact sur l'IG, les légumes offrent une option nutritive à faible densité calorique. Ils sont riches en vitamines essentielles, en minéraux et en antioxydants, tout en contribuant à la sensation de satiété. Cette caractéristique les rend idéaux pour ceux cherchant à maintenir un poids sain.

4. Options cuites et crues :

Des options cuites comme les légumes rôtis au four ou sautés, ainsi que des choix crus tels que les salades, permettent une flexibilité culinaire tout en préservant l'IG bas. L'inclusion régulière de légumes préparés de différentes manières ajoute de la variété et de l'intérêt gustatif à vos repas.

5. Les herbes et épices :

Les herbes fraîches et les épices ajoutent non seulement de la saveur, mais aussi des bienfaits pour la santé à vos plats. Des options comme le basilic, le curcuma et l'ail ont des propriétés anti-inflammatoires et antioxydantes, complétant ainsi les avantages des légumes.

En priorisant une abondance de légumes dans votre alimentation quotidienne, vous créez une base solide pour une alimentation à Indice Glycémique bas. La polyvalence des légumes permet de les intégrer de multiples manières, garantissant une expérience culinaire riche en saveurs et bénéfique pour la santé.

Collations équilibrées

La gestion de l'Indice Glycémique ne se limite pas seulement aux repas principaux, mais s'étend également aux collations. Aarav Kapoor met en avant l'importance de choisir des collations équilibrées pour maintenir la stabilité glycémique entre les repas, évitant ainsi les pics et les chutes brusques d'énergie.

1. Fruits frais :

Les fruits frais sont des options de collations à Indice Glycémique bas, fournissant des glucides naturels associés à des fibres. Des morceaux de pomme, de baies ou de tranches de melon sont des choix délicieux et rassasiants.

2. Légumes croquants :

Des bâtonnets de légumes tels que les carottes, les concombres et les poivrons avec une trempette à base de yaourt grec nature constituent des collations croquantes et nutritives. Les légumes apportent des fibres, tandis que le yaourt offre des protéines.

3. Noix et graines :

Les noix et les graines, comme les amandes, les noix de cajou ou les graines de citrouille, sont des collations riches en protéines et en graisses saines. Leur composition contribue à une libération soutenue de glucose, évitant ainsi les fluctuations glycémiques.

4. Yaourt grec nature :

Le yaourt grec nature, riche en protéines, est une excellente option pour une collation équilibrée. Vous pouvez le personnaliser en y ajoutant des fruits frais ou des noix pour plus de saveur et de texture.

5. Hors-d'œuvres à base de légumineuses :

Des collations à base de légumineuses, comme les pois chiches rôtis ou les edamames, offrent une combinaison de protéines et de fibres, contribuant à une satiété prolongée.

6. Barres de céréales à IG bas :

Recherchez des barres de céréales spécifiquement conçues avec des ingrédients à IG bas. Ces barres fournissent une option pratique pour les personnes en déplacement tout en maintenant la stabilité glycémique.

Avec ces choix de collations équilibrées, vous créez des habitudes alimentaires qui soutiennent une stabilité glycémique tout au long de la journée. La clé réside dans la combinaison de glucides, de protéines et de graisses saines pour favoriser une libération graduelle de glucose, évitant ainsi les fluctuations qui peuvent entraîner fatigue et irritabilité.

Gestion des portions

Dans le cadre d'une alimentation à Indice Glycémique bas, la gestion des portions joue un rôle crucial. Aarav Kapoor met en avant l'importance de comprendre les quantités pour maintenir une stabilité glycémique et éviter la surconsommation de calories.

1. Conscience de la taille des portions :

Développer une conscience de la taille des portions est essentiel pour maintenir un équilibre nutritionnel. Utilisez des assiettes plus petites, mesurez les portions selon les recommandations nutritionnelles, et évitez les habitudes de suralimentation.

2. Équilibre des nutriments :

Lors de la planification des repas, visez un équilibre approprié entre les macronutriments. Intégrez des protéines, des glucides à IG bas, des graisses saines et des légumes dans chaque repas pour favoriser une libération graduelle de glucose.

3. Considération de l'IG global du repas :

Comprendre l'Indice Glycémique global d'un repas est essentiel. Même si un aliment individuel a un IG bas, la combinaison d'aliments dans un repas peut influencer l'impact global sur la glycémie. Assurez-vous que chaque repas est équilibré et diversifié.

4. Écoute des signaux de la faim et de la satiété :
Écouter les signaux de la faim et de la satiété est fondamental pour éviter la suralimentation. Mangez lentement, savourez chaque bouchée, et faites une pause entre les bouchées pour permettre à votre corps de signaler sa satiété.

5. Planification des collations :
Intégrez des collations équilibrées dans votre routine quotidienne pour éviter les fringales et les excès alimentaires aux repas principaux. La planification des collations contribue à maintenir une énergie constante tout au long de la journée.

6. Hydratation adequate :
La soif est parfois confondue avec la faim. Assurez-vous de rester hydraté tout au long de la journée en buvant suffisamment d'eau. Cela contribue également à la régulation de l'appétit.

En adoptant une approche consciente de la gestion des portions, vous créez des bases solides pour une alimentation à Indice Glycémique bas. La combinaison d'une variété alimentaire, d'une compréhension des portions et de signaux corporels permet de maintenir l'équilibre glycémique et d'atteindre des objectifs nutritionnels optimaux.

Explorez de nouvelles recettes

L'un des aspects les plus excitants d'une alimentation à Indice Glycémique bas est la possibilité d'explorer de nouvelles recettes créatives et délicieuses. Aarav Kapoor encourage l'expérimentation en cuisine pour diversifier les repas tout en maintenant un IG bas.

1. Substituts à IG bas :

Remplacez les ingrédients à Indice Glycémique élevé par des alternatives à IG bas dans vos recettes préférées. Utilisez des farines alternatives comme la farine d'amande ou de coco, et explorez des édulcorants naturels comme la stevia.

2. Équilibre des saveurs :

Expérimentez avec un équilibre judicieux de saveurs pour donner vie à vos plats. Les herbes fraîches, les épices et les agrumes ajoutent de la profondeur aux repas tout en maintenant un IG bas. Par exemple, le citron ou le vinaigre balsamique peuvent apporter une note acidulée intéressante.

3. Incorporation de légumes :

Augmentez la proportion de légumes dans vos plats pour accroître la richesse nutritionnelle tout en maintenant un IG bas. Les courgettes en spirales peuvent remplacer les pâtes, et les choux-fleurs peuvent être transformés en une variété d'options, de la purée aux croûtes de pizza.

4. Préparation maison :

Privilégiez la préparation maison des sauces et des condiments pour contrôler les ingrédients et éviter les sucres ajoutés. Les sauces à base de tomates maison, les vinaigrettes et les pestos peuvent être adaptés pour maintenir un IG bas.

5. Cuisson saine :

Optez pour des méthodes de cuisson saines comme la cuisson à la vapeur, le grillage et la cuisson au four. Ces techniques préservent la qualité nutritionnelle des aliments tout en offrant des options délicieuses à IG bas.

6. Découverte de cuisines du monde :

Explorez les cuisines du monde qui naturellement intègrent des ingrédients à IG bas. Les plats méditerranéens, asiatiques et latino-américains offrent souvent des combinaisons équilibrées et savoureuses.

En découvrant de nouvelles recettes à IG bas, vous transformez l'alimentation saine en une aventure culinaire. L'exploration en cuisine devient une source de plaisir tout en soutenant vos objectifs de maintien d'un Indice Glycémique bas pour une santé optimale.

CHAPITRE 3 : PLANIFICATION DE REPAS À INDICE GLYCÉMIQUE BAS

La clé d'une alimentation à Indice Glycémique (IG) bas réside dans une planification de repas équilibrés. Aarav Kapoor propose des conseils pratiques pour vous aider à créer des repas équilibrés qui favorisent la stabilité glycémique et offrent une variété nutritionnelle.

1. Misez sur la diversité alimentaire :

Intégrez une variété d'aliments à IG bas dans vos repas pour assurer un apport nutritionnel complet. Incluez des légumes colorés, des protéines maigres, des céréales complètes et des graisses saines pour créer des repas équilibrés.

2. Équilibre des macronutriments :

Veillez à inclure une combinaison équilibrée de macronutriments dans chaque repas. Les protéines, les glucides à IG bas et les graisses saines travaillent ensemble pour maintenir une libération graduelle de glucose dans le sang.

Note éclairante : *Les macronutriments sont les composants essentiels des aliments qui fournissent l'énergie nécessaire au fonctionnement optimal de notre organisme. Il existe trois types de macronutriments principaux, chacun jouant un rôle spécifique dans notre santé et notre bien-être.*

Glucides :
Les glucides sont la principale source d'énergie pour notre corps. Ils sont présents dans les céréales, les fruits, les légumes et les produits laitiers. Les glucides sont décomposés en glucose, qui est utilisé comme

"

carburant par les cellules. Les glucides à Indice Glycémique bas sont préférables, car ils provoquent une libération lente de glucose, évitant ainsi les pics de glycémie.

Protéines :

Les protéines sont essentielles pour la croissance, la réparation des tissus et le maintien d'une bonne santé générale. On les trouve dans la viande, le poisson, les œufs, les produits laitiers, les légumineuses et les noix. Les protéines à faible teneur en graisses sont préférables, et leur inclusion dans chaque repas favorise la satiété et la régulation de la glycémie.

Lipides :

Les lipides, ou graisses, sont nécessaires à la formation des membranes cellulaires, à l'absorption des vitamines liposolubles et à la production d'énergie. On les trouve dans les huiles, les noix, les avocats et les poissons gras. Les graisses saines, comme les acides gras oméga-3, sont importantes pour la santé cardiovasculaire et cérébrale.

Chaque macronutriment joue un rôle crucial dans notre alimentation. La clé réside dans l'équilibre et la qualité des choix alimentaires. Une alimentation équilibrée, comprenant des glucides à IG bas, des protéines maigres et des graisses saines, contribue à maintenir une stabilité glycémique, à soutenir la santé métabolique et à fournir à notre corps l'énergie dont il a besoin pour fonctionner de manière optimale.

3. Portion contrôlée :

Pratiquez la gestion des portions pour éviter la surconsommation de calories. Utilisez des assiettes plus petites, mesurez les ingrédients et soyez conscient de la taille des portions pour maintenir un équilibre nutritionnel.

Note éclairante : *Déterminer les besoins en macronutriments peut varier d'une personne à l'autre en fonction de plusieurs facteurs* tels que l'âge, le sexe, le niveau d'activité physique et les objectifs individuels. Cependant, des recommandations générales existent pour aider à établir une répartition équilibrée des macronutriments dans l'alimentation quotidienne.

Glucides :
Pourcentage moyen : 45% à 65% de l'apport calorique total.
Répartition dans la journée : Privilégiez des glucides à IG bas tout au long de la journée, en accordant une attention particulière aux repas avant et après l'activité physique.

Protéines :
Pourcentage moyen : 10% à 35% de l'apport calorique total.
Répartition dans la journée : Répartissez les sources de protéines tout au long de la journée, en les incluant dans chaque repas pour favoriser la satiété et la récupération musculaire.

Lipides :
Pourcentage moyen : 20% à 35% de l'apport calorique total.
Répartition dans la journée : Choisissez des graisses saines telles que les avocats, les noix et les huiles végétales. Évitez les graisses saturées et privilégiez les acides gras oméga-3.

Adaptations individuelles :
Les besoins en macronutriments peuvent varier en fonction des objectifs personnels, comme la prise de masse musculaire, la perte de poids ou le maintien de la santé métabolique. Consulter un professionnel de santé ou un nutritionniste peut aider à personnaliser davantage ces recommandations en fonction des besoins spécifiques de chaque individu.

4. Planification préalable :
Consacrez du temps à la planification des repas pour la semaine. Prévoyez des repas équilibrés et des collations à IG bas, facilitant ainsi la préparation des ingrédients et minimisant les choix impulsifs.

5. Collations bien équilibrées :

Intégrez des collations équilibrées entre les repas pour maintenir une énergie constante. Choisissez des options à IG bas, telles que des fruits frais, des noix ou des légumes, pour éviter les baisses brutales de glycémie.

6. Priorité aux aliments frais et non transformés :

Favorisez les aliments frais et non transformés dans votre alimentation. Les produits frais offrent une richesse nutritionnelle optimale tout en évitant les additifs et les sucres ajoutés souvent présents dans les aliments transformés.

Note éclairante : *On présente souvent le sucre de canne comme une alternative au sucre blanc, car subissant moins de raffinage. Dans le cadre d'une alimentation à Indice Glycémique bas, le sucre de canne peut être préféré en raison de sa composition légèrement différente. Cependant, du point de vue de l'impact sur la glycémie, les différences avec le sucre blanc restent relativement modestes. Quelle que soit sa couleur, il reste essentiel de consommer le sucre avec modération dans le cadre d'une alimentation équilibrée. Les considérations relatives à la santé devraient également inclure la réduction globale de la consommation de sucre ajouté pour soutenir la santé métabolique et prévenir les risques associés.*

7. Hydratation adequate :

N'oubliez pas l'importance de rester hydraté. L'eau est essentielle pour de nombreuses fonctions corporelles, et parfois, la soif peut être confondue avec la faim. Buvez suffisamment d'eau tout au long de la journée.

Note éclairante : Il est souvent recommandé de boire environ 8 verres d'eau par jour, ce qui équivaut à environ 2 litres. Cependant, les besoins individuels peuvent varier, en fonction notamment de l'âge, de la pratique d'une activité physique ou des conditions météo.

En mettant en pratique ces conseils, vous établissez une base solide pour la planification de repas à Indice Glycémique bas. La combinaison de la diversité alimentaire, de l'équilibre des macronutriments et de la gestion des portions contribue à maintenir la stabilité glycémique et à soutenir une alimentation saine et équilibrée.

Exemples de menus à Indice Glycémique bas pour différentes occasions

Planifier des repas à Indice Glycémique (IG) bas ne signifie pas sacrifier la variété et la saveur. Voici quelques exemples de menus équilibrés pour différentes occasions, mettant en avant des choix d'aliments à IG bas pour favoriser la stabilité glycémique.

Petit-déjeuner énergisant :
Omelette aux légumes (tomates, épinards, poivrons) : Protéines et fibres.
Pain complet grillé avec avocat : Graisses saines et glucides à IG bas.
Une portion de baies (fraises, framboises) : Antioxydants et glucides à IG bas.
Thé vert ou café sans sucre.

Déjeuner satisfaisant :
Salade de quinoa avec des légumes frais (concombre, tomates, avocat) : Protéines végétales et glucides à IG bas.
Poulet grillé ou poisson : Protéines maigres.
Haricots verts vapeur : Fibres et glucides à IG bas.
Une portion de melon ou de pastèque : Hydratation et glucides à IG bas.
Eau citronnée ou infusion d'herbes.

Collation équilibrée :

Yaourt grec nature sans sucre : Protéines et probiotiques.

Poignée de noix (amandes, noix de cajou) : Graisses saines.

Tranches de concombre ou de céleri : Fibres et hydratation.

Dîner léger et savoureux :

Saumon cuit au four avec une croûte d'herbes : Protéines et acides gras oméga-3.

Légumes rôtis (courgettes, poivrons, oignons) : Fibres et glucides à IG bas.

Quinoa ou riz complet : Glucides à IG bas.

Infusion de camomille ou tisane.

En-cas post-entraînement :

Smoothie vert aux épinards, banane et protéines en poudre : Glucides à IG bas et protéines.

Poignée de baies rouges : Antioxydants et glucides à IG bas.

Eau de coco pour l'hydratation.

Repas d'anniversaire :

Carpaccio de betteraves avec fromage de chèvre frais.

Poulet grillé aux herbes avec quinoa aux légumes.

Brocolis vapeur avec amandes effilées.

Salade de fruits frais avec une touche de menthe.

Repas de fête :

Tomates cerises farcies à la ricotta et aux herbes.

Saumon fumé avec avocat et endives.

Filet de bœuf aux champignons sauvages, accompagné de purée de chou-fleur.

Asperges rôties au citron.

Mousse au chocolat noir et aux framboises.

Plateau TV :

Guacamole avec des bâtonnets de légumes (concombre, céleri).

Mini-burgers de dinde avec laitue comme substitut de pain.

Brochettes de tomates cerises et de mozzarella.

Brochettes de fruits frais.

Pique-nique :
Salade de quinoa aux légumes et feta.
Wrap au poulet grillé avec hummus, laitue et tomates.
Bâtonnets de carottes avec houmous.
Barres de fruits et noix.

Dîner romantique :
Salade caprese avec tomates, mozzarella et basilic.
Filet de poisson en croûte de noix avec ratatouille.
Asperges grillées à l'huile d'olive.
Fraises au chocolat noir fondu.

Ces exemples de menus illustrent comment intégrer des aliments à IG bas dans une variété de repas pour répondre aux besoins nutritionnels tout en favorisant une stabilité glycémique. La diversité des choix alimentaires rend l'alimentation à IG bas non seulement saine, mais aussi délicieuse.

Note éclairante : *Une portion peut être ajustée en fonction des objectifs nutritionnels, tels que la perte de poids, la prise de masse musculaire ou le maintien d'une santé métabolique. Il est toujours recommandé de consulter un professionnel de santé ou un nutritionniste pour des conseils personnalisés. Cependant, voici quelques portions dites standards, pour commencer.*

Légumes : Environ 150 à 300 grammes de légumes cuits ou crus.
Protéines maigres (viande, poisson, volaille) : Environ 85 à 120 grammes après cuisson.
Céréales complètes (quinoa, riz complet) : Environ 150 grammes après cuisson.
Légumineuses (haricots, lentilles) : Environ 150 grammes après cuisson.
Fruits : Environ une pièce moyenne de fruit (pomme, poire) ou environ 150 grammes de fruits frais coupés.

Produits laitiers : Environ 240 ml de lait, 225 grammes de yaourt ou 30 grammes de fromage.

Astuces pour éviter les fluctuations glycémiques

Maintenir un Indice Glycémique bas dans votre alimentation nécessite une approche réfléchie et des choix judicieux. Voici quelques astuces pratiques pour éviter les fluctuations glycémiques et favoriser une stabilité énergétique tout au long de la journée :

Combinez les glucides avec des protéines et des graisses

Associer des glucides à des sources de protéines maigres (viandes maigres, poisson, œufs) et de graisses saines (avocats, noix, huiles végétales) aide à ralentir l'absorption des glucides, stabilisant ainsi la glycémie.

Optez pour des céréales complètes

Choisissez des céréales complètes comme le quinoa, l'avoine et le riz complet. Ils contiennent des fibres qui retardent la digestion et l'absorption des glucides, évitant ainsi les pics de glycémie.

Incluez des légumes à chaque repas

Les légumes non seulement fournissent des nutriments essentiels, mais également des fibres qui contribuent à maintenir une glycémie stable. Variez les couleurs et les types de légumes pour maximiser les bienfaits.

Fractionnez les repas

Manger des repas plus petits et plus fréquents tout au long de la journée peut aider à prévenir les fluctuations glycémiques. Cela permet également de maintenir un niveau d'énergie constant.

Limitez les aliments transformés et raffinés

Les aliments transformés et raffinés, souvent riches en sucres ajoutés, peuvent entraîner des pics de glycémie. Privilégiez les aliments frais et non transformés autant que possible.

Restez hydraté

La déshydratation peut influencer négativement la glycémie. Assurez-vous de boire suffisamment d'eau tout au long de la journée. On ne le répétera jamais assez.

Intégrer ces astuces dans votre routine alimentaire peut contribuer à maintenir une glycémie stable, favorisant ainsi une énergie constante et un bien-être général. Ces petites modifications peuvent faire une grande différence dans la gestion de l'Indice Glycémique.

CHAPITRE 4 : L'IMPACT DE L'INDICE GLYCÉMIQUE SUR LA SANTÉ

Relation entre l'IG et la gestion du poids

L'Indice Glycémique (IG) joue un rôle significatif dans la gestion du poids et peut influencer divers aspects liés à la composition corporelle. Comprendre cette relation peut aider à prendre des décisions alimentaires éclairées pour soutenir des objectifs de poids sains.

Contrôle de l'appétit

Nous l'avons vu, les aliments à IG bas sont généralement plus rassasiants en raison de leur effet prolongé sur la glycémie. En incluant ces aliments dans votre alimentation, vous pouvez ressentir une sensation de satiété plus longue, ce qui peut contribuer à la gestion des portions et à la réduction de la suralimentation.

Stabilisation de la glycémie

Les niveaux de sucre dans le sang jouent un rôle clé dans la régulation du métabolisme. Des niveaux de glycémie stables contribuent à éviter la surproduction d'insuline, ce qui peut favoriser le stockage des graisses. En maintenant une glycémie plus stable, vous pouvez soutenir un métabolisme équilibré.

Utilisation plus efficace des graisses

Lorsque la glycémie est stable, le corps est plus enclin à utiliser les graisses comme source d'énergie. Cela peut contribuer à la combustion des graisses et à la préservation de la masse musculaire, des éléments cruciaux pour la gestion du poids.

Amélioration de la sensibilité à l'insuline

Des choix alimentaires à IG bas peuvent contribuer à améliorer la sensibilité à l'insuline. Une sensibilité réduite à l'insuline est associée à divers problèmes métaboliques, y compris le surpoids.

Intégrer des aliments à Indice Glycémique bas dans votre régime alimentaire peut être un élément clé pour favoriser une gestion du poids saine. Cependant, il est essentiel de maintenir une approche globale et équilibrée, comprenant une activité physique régulière et d'autres habitudes de vie saines, pour des résultats optimaux.

Influence de l'IG sur la prévention des maladies chroniques

L'adoption d'un régime alimentaire à Indice Glycémique bas peut jouer un rôle significatif dans la prévention de diverses maladies chroniques. Des études suggèrent que la gestion de l'IG peut avoir des effets bénéfiques sur la santé à long terme.

Réduction du risque de diabète de type 2

Un Indice Glycémique bas peut contribuer à maintenir des niveaux de sucre dans le sang stables, réduisant ainsi le risque de développer le diabète de type 2. La prévention de pics de glycémie et d'insuline excessifs est particulièrement cruciale dans la gestion de cette maladie.

Gestion du syndrome métabolique

Le syndrome métabolique, caractérisé par l'accumulation de plusieurs facteurs de risque (obésité abdominale, hypertension, taux élevé de sucre dans le sang), est étroitement lié à la résistance à l'insuline. Un régime à IG bas peut aider à améliorer la sensibilité à l'insuline et à atténuer les composants du syndrome métabolique.

Gestion de l'inflammation

Les choix alimentaires à IG bas ont été associés à une réduction de l'inflammation dans le corps. Une inflammation chronique est un facteur de risque pour de nombreuses maladies, y compris les maladies cardiaques, le diabète et certaines affections neurologiques.

Prévention des maladies cardiovasculaires

La stabilité glycémique associée à un régime à IG bas peut aider à prévenir les maladies cardiovasculaires. En minimisant les fluctuations de la glycémie, on peut potentiellement réduire les dommages oxydatifs et inflammatoires qui contribuent aux maladies du cœur.

Contrôle de la pression artérielle

Une alimentation à IG bas, riche en nutriments et en fibres, peut contribuer au contrôle de la pression artérielle. Cela est crucial pour la prévention de l'hypertension, un facteur de risque majeur de maladies cardiovasculaires.

Adopter un régime alimentaire à Indice Glycémique bas peut être une stratégie efficace dans la prévention des maladies chroniques. Pour des conseils personnalisés, il est indispensable de consulter un professionnel de santé.

Effets de l'IG sur l'énergie et la concentration

L'alimentation joue un rôle essentiel dans la régulation de l'énergie et de la concentration tout au long de la journée. L'Indice Glycémique (IG) des aliments peut influencer ces aspects, affectant ainsi la productivité mentale et physique.

Stabilité énergétique

Les aliments à IG bas sont digérés lentement, fournissant une libération d'énergie soutenue sur une période prolongée. Cela permet de maintenir une stabilité énergétique tout au long de la journée, évitant les pics et les chutes brusques de l'énergie. Dans la même idée, cela aide à éviter les coups de fatigue.

Soutien à la concentration mentale

La stabilité glycémique fournie par une alimentation à IG bas peut favoriser la concentration mentale. Éviter les pics de sucre dans le sang et les réponses insuliniques excessives contribue à maintenir une clarté mentale et une vigilance optimale.

Équilibre de l'humeur

Des niveaux d'énergie stables provenant d'aliments à IG bas peuvent également influencer positivement l'équilibre de l'humeur. Éviter les variations extrêmes de la glycémie contribue à maintenir une humeur plus constante et positive.

IG bas et pratique sportive

L'Indice Glycémique (IG) prend une importance particulière dans le contexte de la pratique sportive. Les choix alimentaires, en particulier la gestion des glucides, peuvent influencer les performances sportives et la récupération. Comprendre comment l'IG interagit avec l'activité physique peut être un atout précieux.

Source d'énergie durable

Les glucides à IG bas fournissent une source d'énergie plus durable pour les activités physiques prolongées. Ils sont digérés lentement, offrant un approvisionnement constant en glucose sans les pics et les chutes rapides de la glycémie.

Maintien de la performance

Avant une séance d'entraînement ou une compétition, privilégier des aliments à IG bas peut aider à maintenir la performance athlétique.

Cela évite les pics de sucre dans le sang qui peuvent entraîner une fatigue prématurée.

Récupération optimale

Après l'exercice, la consommation d'aliments à IG bas peut contribuer à une récupération optimale. Des choix alimentaires équilibrés, y compris des glucides à IG bas, aident à restaurer les réserves de glycogène et à favoriser la récupération musculaire.

Éviter les crises d'hypoglycémie

Pendant des activités physiques prolongées, maintenir une glycémie stable est essentiel pour éviter les crises d'hypoglycémie. Les aliments à IG bas peuvent aider à prévenir ces baisses soudaines de sucre dans le sang.

Adaptation aux besoins individuels

Chaque personne réagit différemment aux aliments, y compris à ceux à IG bas. Il est crucial d'expérimenter et de personnaliser l'alimentation en fonction des besoins individuels, du type d'activité physique et des objectifs spécifiques.

L'intégration de l'Indice Glycémique bas dans la nutrition sportive peut être un moyen stratégique d'optimiser les performances et de soutenir les objectifs d'entraînement. Toutefois, il est recommandé de consulter un professionnel de santé ou un nutritionniste spécialisé en nutrition sportive pour une approche personnalisée, en particulier pour les athlètes de haut niveau ou ceux ayant des besoins spécifiques.

CHAPITRE 5 : ÉTIQUETAGE NUTRITIONNEL ET SÉLECTION D'ALIMENTS

Lecture et compréhension des étiquettes nutritionnelles

La lecture des étiquettes nutritionnelles est une compétence essentielle pour prendre des décisions alimentaires éclairées. Comprendre les informations présentées sur les emballages peut vous aider à choisir des aliments à Indice Glycémique bas et à maintenir une alimentation équilibrée. Voici un guide pour vous aider à déchiffrer les étiquettes nutritionnelles de manière efficace :

Portion et taille des portions

Comprenez d'abord la taille des portions mentionnée sur l'étiquette. Les informations nutritionnelles sont basées sur une portion spécifique et il est crucial de comparer cela à la quantité que vous consommez réellement sinon, tous les points suivants ne seront pas pertinents.

Calories par portion

Identifiez le nombre de calories par portion. Cela vous donne une indication de l'apport énergétique du produit. Comparez cela à vos besoins caloriques quotidiens pour ajuster vos portions en conséquence.

Note éclairante : *Les besoins caloriques moyens sont estimés en multipliant le poids en kilogrammes par un facteur d'activité physique.*

Ce calcul simple donne une approximation, mais l'âge, le sexe, le niveau d'activité et les objectifs de santé influent également. En général, les hommes ont des besoins plus élevés que les femmes, et l'activité physique intensifie les besoins.

Valeur moyenne : Environ 25 à 30 calories par kilogramme de poids corporel pour une personne modérément active.

Pour des estimations plus précises et des recommandations personnalisées en fonction de la santé individuelle et de votre niveau de sédentarité, il est conseillé de consulter un professionnel de santé ou un nutritionniste.

Glucides totaux

Repérez la quantité totale de glucides. En particulier, concentrez-vous sur les glucides complexes (fibres) et les sucres. Les aliments à IG bas sont souvent riches en fibres et contiennent des sucres naturels plutôt que des sucres ajoutés.

Fibres alimentaires

Vérifiez le contenu en fibres. Les aliments riches en fibres contribuent à une digestion plus lente, favorisant ainsi la stabilité de la glycémie. Choisissez des produits qui fournissent une bonne quantité de fibres. Les apports quotidiens recommandés pour un bon transit intestinal sont de l'ordre de 30 à 45 g de fibres par jour.

Note éclairante : *Afin de vous aider à vous y retrouver, voici quelques repères.*

Faible en fibres : Moins de 1,5 gramme de fibres pour 100 grammes.

Modéré en fibres : Entre 1,5 et 3,5 grammes de fibres pour 100 grammes.

Riche en fibres : 3,5 grammes de fibres ou plus pour 100 grammes.

Sucres

Différenciez les sucres naturels et ajoutés. Les sucres naturels présents dans les fruits et légumes sont généralement plus favorables à la santé que les sucres ajoutés. Limitez la consommation de produits avec des sucres ajoutés.

Graisses

Identifiez le type et la quantité de graisses. Privilégiez les graisses saines, telles que celles présentes dans les avocats, les noix et les huiles végétales. Évitez les produits riches en graisses saturées et en gras trans que l'on retrouve souvent dans les produits transformés.

Note éclairante : *Les produits transformés sont des aliments qui ont subi des modifications par rapport à leur forme originale. Ces modifications incluent souvent l'ajout d'ingrédients, la modification de la texture, la cuisson, la congélation, ou d'autres procédés visant à améliorer la durée de conservation, la saveur, ou la commodité. Les degrés de transformation varient, allant des aliments légèrement transformés, comme les légumes surgelés, aux aliments hautement transformés, comme les snacks industriels riches en additifs. Il est conseillé de privilégier des aliments moins transformés et de lire attentivement les étiquettes pour prendre des décisions alimentaires éclairées.*

Protéines

Notez la quantité de protéines par portion. Les protéines sont importantes pour la satiété et la construction musculaire. Les sources de protéines maigres sont souvent recommandées.

Sodium

Surveillez le contenu en sodium. Un excès de sodium peut contribuer à l'hypertension. Choisissez des produits avec une teneur en sodium modérée.

Note éclairante : *Les organisations de santé recommandent généralement de limiter la consommation de sodium à moins de 2,3 grammes par jour, voire moins, si possible.*

Ingrédients

Parcourez la liste des ingrédients. Les aliments à IG bas sont souvent moins transformés et contiennent des ingrédients simples. Évitez les produits avec de nombreux additifs et ingrédients peu familiers.

L'apprentissage de la lecture des étiquettes nutritionnelles est un investissement dans votre santé. En comprenant les informations fournies, vous pouvez prendre des décisions alimentaires informées et favoriser une alimentation à Indice Glycémique bas.

Astuce pour choisir des aliments à IG bas lors des courses

La sélection judicieuse d'aliments à Indice Glycémique (IG) bas commence dès votre visite au supermarché. Voici quelques astuces pour vous aider à faire des choix éclairés lors de vos courses.

Priorisez les aliments non transformés

Optez pour des aliments entiers et non transformés. Les fruits, les légumes, les légumineuses et les grains entiers ont souvent un IG bas. Évitez les aliments fortement transformés riches en sucres ajoutés et en farines raffinées.

Lisez les étiquettes

Maintenant que vous êtes équipé pour les comprendre, consultez les étiquettes nutritionnelles pour repérer la quantité de glucides, de fibres et de sucres. Les aliments riches en fibres et faibles en sucres ajoutés ont généralement un IG bas.

Choisissez des grains complets

Privilégiez les grains entiers tels que l'avoine, le quinoa, le riz brun et le pain complet. Les grains entiers conservent davantage de fibres, ce qui contribue à un IG bas.

Faites attention aux édulcorants

Méfiez-vous des édulcorants artificiels et des sucres cachés. Choisissez des options naturellement sucrées, comme les fruits, pour satisfaire vos envies sucrées tout en maintenant un IG bas.

Privilégiez les protéines maigres

Intégrez des protéines maigres, comme le poulet, le poisson et les œufs, dans votre panier. Les protéines contribuent à ralentir la digestion, modérant ainsi l'impact sur la glycémie.

Utilisez des substituts à l'IG bas

Explorez les alternatives à l'IG bas, comme les édulcorants naturels (stevia, sirop d'érable) et les farines alternatives (farine d'amande, farine de coco) pour cuisiner des plats plus sains.

En intégrant ces astuces lors de vos courses, vous pouvez construire un panier d'aliments favorables à un IG bas, soutenant ainsi votre quête d'une alimentation équilibrée et bénéfique pour la santé.

Éviter les pièges des aliments transformés à IG élevé

Les rayons des supermarchés regorgent d'aliments transformés qui peuvent souvent avoir un Indice Glycémique (IG) élevé, ce qui peut impacter la gestion de la glycémie. Voici quelques conseils pour éviter les pièges des aliments transformés à IG élevé lors de vos achats.

Vigilance envers les céréales du petit déjeuner

Beaucoup de céréales du petit déjeuner commercialisées comme saines peuvent être riches en sucres ajoutés et avoir un IG élevé. Optez pour des céréales à grains entiers et vérifiez la teneur en sucre sur l'étiquette.

Réduisez la consommation de collations industrielles

Les barres énergétiques, les biscuits et les en-cas emballés peuvent contenir des sucres raffinés et des glucides transformés. Préférez des options plus saines comme les noix, les graines ou des morceaux de fruits frais.

Soyez attentif aux sauces et condiments

Les sauces et condiments industriels peuvent cacher des quantités importantes de sucre. Choisissez des versions sans sucre ajouté ou préparez vos propres alternatives à la maison si cela vous est possible.

Limitez la consommation de boissons sucrées

Les boissons gazeuses, les jus de fruits et les boissons énergisantes sont souvent riches en sucre. Optez pour de l'eau, du thé non sucré ou des infusions pour rester hydraté sans les excès de sucre.

Faites attention aux produits light

Certains produits « allégés » ou « light » peuvent contenir des édulcorants artificiels, qui peuvent également influencer la glycémie. Choisissez des options naturelles et non transformées.

Sélectionnez soigneusement les produits céréaliers

Les pâtes, le riz et le pain blancs ont un IG élevé. Optez pour des alternatives à grains entiers pour un IG plus bas et une libération d'énergie plus lente.

Préférez les produits frais aux plats préparés

Les plats préparés peuvent contenir des additifs et des sucres cachés. Privilégiez les produits frais et cuisinez à la maison autant que possible pour contrôler les ingrédients.

En faisant preuve de vigilance et en adoptant des alternatives plus saines, vous pouvez éviter les pièges des aliments transformés à IG élevé, contribuant ainsi à maintenir une alimentation équilibrée et favorable à la gestion de la glycémie.

CHAPITRE 6 : GESTION DES GLYCÉMIES POUR LES GROUPES SPÉCIFIQUES

L'IG bas dans l'alimentation des enfants et des adolescents

L'intégration de l'Indice Glycémique (IG) bas dans l'alimentation des plus jeunes est essentielle pour favoriser une croissance saine et établir de bonnes habitudes alimentaires. Les enfants et les adolescents ont des besoins nutritionnels spécifiques et comprendre comment choisir des aliments à IG bas peut contribuer à soutenir leur santé globale.

Lors de la croissance, les enfants ont besoin d'une variété de nutriments pour développer leurs os, leurs muscles et leur cerveau. Une alimentation équilibrée, incluant des aliments à IG bas, peut aider à maintenir une énergie constante, favoriser la concentration et réguler la glycémie.

Aliments à IG bas adaptés aux enfants

Céréales complètes : Optez pour des céréales complètes, riches en fibres, pour le petit déjeuner. Elles fournissent une libération d'énergie plus stable tout au long de la matinée.

Fruits frais : Les fruits frais sont d'excellentes collations. Choisissez des options comme les pommes, les poires et les baies, qui ont un IG plus bas et restent faciles à transporter.

Légumes colorés : Intégrez une variété de légumes dans les repas principaux. Les légumes colorés apportent des nutriments essentiels et ont souvent un IG bas.

Protéines maigres : Incluez des sources de protéines maigres, telles que le poulet, le poisson et les légumineuses, pour soutenir la croissance musculaire.

Stratégies pour encourager de bonnes habitudes alimentaires

Impliquez les enfants dans la préparation des repas et expliquez-leur les bienfaits d'une alimentation équilibrée. Si possible, présentez les aliments de manière attrayante. Des assiettes colorées et bien présentées peuvent susciter l'intérêt des enfants pour des aliments sains. Il existe par exemple des variations attrayantes autour du Hamburger.

Burger à IG bas :

Ingrédients :
Pain complet ou à grains entiers : Choisissez des petits pains à grains entiers pour une source de glucides à IG bas.
Steak de dinde ou de poulet maigre : Une alternative protéinée saine.
Laitue iceberg ou épinards frais : Une base croquante riche en nutriments.
Tomate en tranches : Apporte de la fraîcheur et des antioxydants.
Fromage à pâte dure : Optez pour un fromage à teneur réduite en matières grasses, mais riche en saveur. La plupart de ces fromages ont naturellement un IG faible.
Condiments sains : Moutarde à l'ancienne, ketchup sans sucre ajouté.

Tranches d'avocat : Fournissent des graisses saines et une texture crémeuse.

Instructions :

Préparez le steak : Assaisonnez le steak avec des herbes et des épices de votre choix. Faites-le cuire à la poêle jusqu'à ce qu'il soit bien cuit.

Assemblez le burger : Sur la moitié inférieure du pain, disposez une feuille de laitue ou des épinards frais. Ajoutez la tranche de tomate et le steak cuit. Placez une tranche de fromage sur le steak.

Ajoutez de la saveur : Étalez une fine couche de moutarde à l'ancienne sur le côté intérieur du pain supérieur. Ajoutez quelques tranches d'avocat.

Assemblez le tout : Placez le pain supérieur sur les garnitures, créant ainsi un burger bien équilibré et visuellement attrayant.

Ce burger à IG bas combine des éléments nutritifs tout en offrant une présentation ludique pour les enfants. L'utilisation de couleurs vives provenant des légumes et la variété des textures contribuent à rendre ce repas sain aussi agréable pour les yeux que pour le palais.

Proposez des collations saines entre les repas, comme des bâtonnets de légumes avec une trempette ou des fruits frais.

L'intégration de l'IG bas dans l'alimentation des enfants et des adolescents peut être une étape significative pour les aider à grandir en bonne santé et à adopter des habitudes alimentaires positives.

Adaptations pour les Sportifs

L'intégration de l'Indice Glycémique (IG) bas dans l'alimentation des sportifs revêt une importance cruciale pour maximiser la performance, favoriser la récupération et maintenir une santé optimale. Qu'ils soient amateurs ou athlètes de haut niveau, les sportifs peuvent bénéficier de stratégies alimentaires adaptées à leurs besoins spécifiques.

Optimisation de l'énergie

Avant l'entraînement, privilégiez des sources de glucides complexes à IG bas, comme les patates douces, le quinoa ou les légumes verts, pour assurer un approvisionnement énergétique durable.

Gestion de la glycémie

Pendant l'exercice, les sportifs peuvent maintenir leur niveau de glucose sanguin avec des collations légères, telles que des fruits secs ou des barres énergétiques à IG bas, évitant ainsi les fluctuations glycémiques.

Récupération Accélérée

Après l'entraînement, combinez des protéines de qualité, comme la volaille ou le poisson, avec des glucides à IG bas pour favoriser la synthèse des protéines et reconstituer les réserves de glycogène.

Personnalisation selon le sport

Les exigences nutritionnelles peuvent varier en fonction du type de sport pratiqué. Les athlètes d'endurance pourraient privilégier une alimentation riche en glucides, tandis que ceux axés sur la force pourraient nécessiter un apport protéique plus important. Chaque sportif est unique, et il est crucial d'ajuster l'alimentation en fonction des besoins spécifiques, du métabolisme et des objectifs personnels.

Exemple de menu de récupération après l'effort

Entrée : Salade de quinoa aux légumes grillés
Quinoa cuit (IG bas)
Légumes variés (tomates, poivrons, courgettes) grillés
Poulet grillé en dés (protéines de qualité)
Assaisonnement : Huile d'olive, citron, herbes fraîches

Plat principal: Filet de saumon au four avec patates douces rôties
Filet de saumon (protéines de qualité)
Patates douces rôties (IG bas)
Brocolis cuits à la vapeur
Sauce à base de yaourt grec, citron et herbes pour accompagner

Collation Réparatrice: Smoothie protéiné aux fruits rouges
Fruits rouges (IG bas)
Yaourt grec nature (protéines de qualité)
Banane (IG bas)
Lait d'amande non sucré
Une cuillère à soupe de protéine en poudre (optionnelle)

Boisson Hydratante: Infusion de menthe et citron vert
Eau
Feuilles de menthe fraîche
Rondelles de citron vert

Ce menu équilibré offre une combinaison optimale de protéines de qualité, provenant du poulet et du saumon, avec des glucides à Indice Glycémique bas, tels que le quinoa, les patates douces et les fruits rouges. Les nutriments essentiels, comme les protéines, les glucides et les acides gras sains, contribuent à la récupération musculaire, à la reconstitution des réserves de glycogène et à la réhydratation après l'effort physique.

Adaptations pour les personnes âgées

Les besoins nutritionnels évoluent au fil du temps et les personnes âgées ont des exigences particulières pour maintenir leur bien-être. L'ajustement de l'alimentation en intégrant l'Indice Glycémique (IG) bas peut contribuer à promouvoir la santé métabolique, la gestion du poids et la prévention de certaines maladies liées à l'âge.

Préservation de la masse musculaire

Choisissez des protéines maigres, telles que le poulet, le poisson et les œufs, pour soutenir la préservation de la masse musculaire, qui a tendance à diminuer avec l'âge.

Contrôle de la glycémie

Optez pour des glucides à IG bas, comme les légumes verts, les légumineuses et les grains entiers, pour maintenir une glycémie stable et prévenir les fluctuations indésirables.

Maintien de la densité osseuse

Intégrez des aliments riches en calcium et en vitamine D, tels que les produits laitiers faibles en gras et les poissons gras, pour favoriser la santé osseuse, qui devient une préoccupation majeure avec l'âge.

Hydratation adéquate

Assurez-vous une hydratation suffisante, car la sensation de soif peut diminuer avec l'âge.

Fibres pour la santé digestive

Intégrez des aliments riches en fibres, tels que les fruits, les légumes et les céréales complètes, pour soutenir la santé digestive et prévenir la constipation, un problème fréquent chez les personnes âgées.

Adaptation aux besoins énergétiques

Ajustez les portions en fonction des besoins énergétiques individuels, qui peuvent diminuer avec l'âge. Privilégiez la qualité des aliments pour maximiser les nutriments.

Adapter l'alimentation en fonction des besoins spécifiques des personnes âgées, en intégrant des choix alimentaires à IG bas, peut jouer un rôle crucial dans le maintien de leur bien-être global.

CHAPITRE 7 : RECETTES À INDICE GLYCÉMIQUE BAS

Collection de recettes savoureuses et nutritives

Voici une sélection de recettes alliant saveur et équilibre nutritionnel, toutes en accord avec les principes de l'Indice Glycémique bas. Ces plats vous permettront de savourer une cuisine délicieuse tout en prenant soin de votre santé. N'hésitez pas à ajuster les portions selon vos besoins individuels.

1. Poulet au citron et quinoa aux légumes

Ingrédients :
Blancs de poulet
Quinoa (IG bas)
Légumes variés (poivrons, courgettes, tomates)
Jus de citron, huile d'olive, herbes fraîches

2. Saumon grillé avec salade de lentilles

Ingrédients :
Filet de saumon
Lentilles cuites (IG bas)
Légumes verts (brocolis, épinards)
Vinaigrette légère à base d'huile d'olive

3. Curry de légumes et poulet

Ingrédients :
Morceaux de poulet

Légumes (aubergines, haricots verts, poivrons)
Lait de coco, épices douces
Quinoa ou riz complet (IG bas)

4. Salade méditerranéenne aux pois chiches

Ingrédients :
Pois chiches cuits (IG bas)
Tomates cerises, concombre, olives
Feta légère
Assaisonnement à base d'huile d'olive

5. Tacos de poisson avec salsa d'avocat

Ingrédients :
Filets de poisson blanc
Tortillas de blé entier (IG bas)
Avocat, tomates, oignons, coriandre
Jus de lime pour la salsa

6. Buddha bowl végétarien

Ingrédients :
Quinoa ou riz basmati (IG bas)
Légumes crus et cuits (carottes, chou kale, avocat)
Œuf poché ou tofu pour la protéine
Sauce à base de yaourt grec et herbes

7. Salade de quinoa aux légumes rôtis

Ingrédients :
Quinoa (IG bas)
Légumes variés (carottes, poivrons, courgettes) rôtis au four
Feta légère, graines de tournesol
Vinaigrette à l'huile d'olive et au citron

8. Poulet teriyaki avec brocolis et riz basmati

Ingrédients :
Morceaux de poulet marinés dans une sauce teriyaki légère
Brocolis cuits à la vapeur
Riz basmati (IG bas)
Graines de sésame pour la garniture

9. Spaghetti de courgettes à la bolognaise légère
Ingrédients :
Courgettes coupées en spirales
Sauce bolognaise légère à base de dinde hachée
Tomates concassées, herbes italiennes
Parmesan râpé en option

10. Smoothie vert énergisant
Ingrédients :
Épinards frais
Banane (IG bas)
Kiwi, concombre, menthe fraîche
Eau de coco ou lait d'amande non sucré

11. Wraps aux légumes et houmous :
Ingrédients :
Wraps de blé entier (IG bas)
Houmous maison ou faible en gras
Légumes crus (concombre, tomates, laitue)
Poulet grillé ou tofu pour la protéine

12. Chili végétarien aux haricots noirs
Ingrédients :
Haricots noirs cuits (IG bas)
Tomates concassées, maïs, poivrons
Protéine végétarienne hachée
Assaisonnements chili, coriandre fraîche

Conseils de cuisine pour préserver l'IG bas des ingrédients

Da manière générale, optez pour des méthodes de cuisson douces comme la vapeur, la cuisson à l'étouffée ou la cuisson au four à des températures modérées. Ces méthodes préservent les qualités nutritionnelles des aliments et limitent la formation de composés indésirables. Préparez vos repas à la maison autant que possible. Cela vous donne un contrôle total sur les ingrédients utilisés et vous permet d'intégrer davantage d'aliments à IG bas.

Préférez les céréales complètes : Choisissez des versions complètes de pâtes, riz, pain et autres céréales. Ces options ont un Indice Glycémique plus bas grâce à leur teneur en fibres, qui ralentit la digestion des glucides.

Combinez des sources de protéines maigres avec des légumes et des céréales complètes dans vos repas. Cela aide à équilibrer la libération de glucose dans le sang et à maintenir un Indice Glycémique bas.

Ajoutez des herbes fraîches, des épices et des assaisonnements pour rehausser la saveur de vos plats sans recourir à des sauces riches en sucre. Cela permet de limiter l'impact sur l'Indice Glycémique .

Optez pour des matières grasses saines comme l'huile d'olive, l'avocat et les noix. Ces graisses contribuent à la sensation de satiété et peuvent aider à modérer la libération de glucose dans le sang.

Les aliments transformés ont souvent un Indice Glycémique élevé en raison de l'ajout de sucres et d'autres ingrédients transformés. Privilégiez donc les aliments frais et non transformés.

Même avec des aliments à Indice Glycémique bas, la taille des portions est importante. Évitez les excès et écoutez les signaux de votre corps pour éviter les fluctuations glycémiques.

En suivant ces conseils simples en cuisine, vous pouvez préserver l'Indice Glycémique bas des ingrédients, créant ainsi des repas délicieux et bénéfiques pour votre santé.

Idées de substitutions pour des recettes traditionnellement à IG élevé

Il n'est pas toujours facile d'adapter les recettes traditionnelles pour les rendre compatibles avec une alimentation à IG bas. Voici quelques pistes pour vous aider à la transition.

Farine de blé

Dans les recettes nécessitant de la farine de blé, optez pour des alternatives à IG bas comme la farine d'amande ou de coco. Elles ajoutent une touche de douceur sans provoquer de pics glycémiques.

Sucre blanc

Remplacez le sucre blanc par des édulcorants naturels tels que le miel, le sirop d'érable ou le sucre de coco. Ils ajoutent de la douceur tout en minimisant l'impact sur l'Indice Glycémique .

Pâtes

Substituez les pâtes traditionnelles par des alternatives à base de légumes, comme les spaghettis de courgettes ou les nouilles de konjac. Cela réduit la teneur en glucides tout en maintenant la texture et la saveur.

Pommes de terre

Lorsque vous utilisez des pommes de terre, envisagez de les remplacer par des patates douces. Elles ont un Indice Glycémique plus bas tout en offrant une saveur sucrée et une texture similaire.

Riz Blanc

Échangez le riz blanc contre du riz complet ou du quinoa. Ces options à IG bas fournissent une libération plus lente des glucides, favorisant ainsi une stabilité glycémique.

Sauces toutes prêtes

Évitez les sauces prêtes à l'emploi riches en sucre. Préparez des versions maison avec des ingrédients frais, des herbes et des épices pour contrôler les apports en sucre et en calories.

Céréales du petit déjeuner

Optez pour des flocons d'avoine non transformés au lieu de céréales de petit déjeuner sucrées. Ajoutez des fruits frais et des noix pour une option délicieuse et nutritive.

Snacks transformés

Substituez les snacks transformés par des choix naturels comme des noix, des graines, des fruits frais ou des légumes. Ces alternatives offrent des nutriments tout en évitant les sucres ajoutés.

En incorporant ces substitutions à Indice Glycémique bas dans vos recettes préférées, vous pouvez maintenir le plaisir culinaire tout en privilégiant une alimentation équilibrée.

CHAPITRE 8 : SURMONTER LES OBSTACLES ET MAINTENIR UNE ALIMENTATION À IG BAS

Stratégies pour surmonter les défis du quotidien avec Aarav Kapoor

Dans la course effrénée du quotidien, Aarav Kapoor vous guide à travers des stratégies pratiques pour maintenir une alimentation saine malgré les défis. Conscient des exigences du quotidien, il partage ses conseils afin de rendre cette démarche plus accessible. Pour commencer, la planification des repas se révèle être un atout majeur. Aarav encourage à anticiper ses menus, favorisant ainsi des choix éclairés lors des courses et évitant les tentations de dernière minute.

Les encas préparés à l'avance sont également au cœur de la stratégie d'Aarav. En ayant des options saines déjà disponibles, vous êtes mieux armé pour résister aux fringales spontanées, vous orientant naturellement vers des choix à Indice Glycémique bas entre les repas.

L'éducation culinaire occupe une place privilégiée dans l'approche d'Aarav. Apprendre à reconnaître les aliments à IG bas, découvrir de nouvelles recettes et s'imprégner des principes de la cuisine à Indice Glycémique bas renforce la confiance en sa capacité à faire des choix éclairés. Lors des événements sociaux, Aarav insiste sur la gestion des portions. Il recommande de privilégier les petites quantités et de choisir des aliments à IG bas disponibles. De plus en plus d'enseignes proposent des alternatives saines, facilitant ainsi le maintien d'une alimentation équilibrée. De cette manière, vous pouvez profiter des moments conviviaux sans compromettre vos objectifs nutritionnels.

La réduction progressive du sucre fait également partie des conseils d'Aarav. En diminuant progressivement la quantité de sucre dans les boissons et les desserts, vous permettez à votre palais de s'adapter, favorisant une appréciation accrue des saveurs naturelles.

Enfin, Aarav encourage également à rester actif physiquement, soulignant l'impact positif de l'exercice sur la régulation de la glycémie. De plus, la gestion du stress occupe une place centrale dans son approche. Des techniques telles que la méditation, le yoga ou la respiration profonde contribuent à maintenir un équilibre émotionnel.

En suivant ces stratégies, vous transformez les défis du quotidien en opportunités pour maintenir une alimentation à Indice Glycémique bas, favorisant ainsi votre bien-être général. Chaque petit pas compte dans votre parcours vers une vie plus saine et équilibrée.

Conseils pour rester motivé et engagé

Maintenir une alimentation à Indice Glycémique bas demande non seulement des ajustements dans les choix alimentaires, mais aussi une dose de motivation et d'engagement. Aarav Kapoor, fort de son expérience, partage des conseils pour nourrir cette flamme intérieure et rester investi dans le chemin vers la sagesse alimentaire. Aarav Kapoor nous rappelle, à ce sujet, qu'à l'origine sa femme, Anika, était sceptique à l'égard de l'approche à Indice Glycémique bas. Avec un peu de patience, les bienfaits tangibles qu'elle a observés (plus d'énergie sur la journée, moins de fringales en particulier la nuit, amélioration de l'humeur) ont fini de la convaincre. À travers des recettes délicieuses et des choix alimentaires judicieux, ils ont transformé leur mode de vie sans sacrifier le plaisir de manger. Cette transformation personnelle a non seulement renforcé la motivation d'Anika, mais a également créé une dynamique positive au sein du foyer Kapoor.

Aarav comprend que la motivation est la clé du succès. Il souligne l'importance de trouver une source d'inspiration personnelle, un « pourquoi » profond qui motive chaque choix alimentaire. Pour Aarav, cela réside dans le désir de favoriser la santé et le bien-être de sa famille.

Aarav met en avant l'importance de fixer des objectifs réalistes et atteignables. Des étapes simples mais significatives permettent de mesurer les progrès et de rester motivé. Cela peut être aussi basique que l'intégration d'un nouvel aliment à Indice Glycémique bas chaque semaine ou la préparation d'un repas sain supplémentaire par jour. Aarav Kapoor insiste sur la nécessité de célébrer les succès, même les plus modestes. Chaque choix à Indice Glycémique bas représente une victoire vers des habitudes alimentaires plus saines. Il encourage à reconnaître et à apprécier ces moments, renforçant ainsi la motivation intrinsèque. Un autre aspect crucial selon Aarav est la flexibilité. Il souligne que l'alimentation à Indice Glycémique bas ne nécessite pas une approche rigide mais plutôt une adaptation progressive. Cela permet d'éviter la frustration et d'encourager une relation positive avec la nourriture.

Il souligne également l'impact de la communauté et du soutien mutuel. Aarav partage comment sa propre famille s'est impliquée dans ce voyage vers une alimentation plus saine. Des séances de cuisine en famille aux échanges sur les découvertes nutritionnelles, cela a créé un environnement positif et favorisé l'engagement collectif.

L'expert en nutrition rappelle enfin que le changement prend du temps. Les habitudes alimentaires, ancrées depuis des années, demandent une transition graduelle. Aarav encourage à être patient et à apprécier chaque étape du parcours vers une alimentation à Indice Glycémique bas.

En conclusion, Aarav Kapoor offre une perspective motivante et engageante sur la manière de maintenir une alimentation à Indice Glycémique bas. Son histoire personnelle et celle de sa famille illustrent que, même face aux défis initiaux, la persévérance, la motivation intrinsèque et le soutien mutuel peuvent transformer une démarche nutritionnelle en un mode de vie épanouissant. Chaque choix conscient devient un pas vers une santé optimale et une vie équilibrée.

Intégration durable de l'Indice Glycémique bas : Un mode de vie équilibré

Selon Aarav Kapoor, la démarche IG bas va au-delà de l'alimentation pour englober des choix de vie qui favorisent la santé à long terme.

La simplicité est au cœur de la philosophie d'Aarav. Il souligne l'importance de choisir des aliments naturels et non transformés. Opter pour des produits locaux et de saison peut non seulement améliorer la qualité nutritionnelle des repas, mais aussi soutenir les agriculteurs locaux, favorisant ainsi la durabilité environnementale. La connexion avec la nature est un aspect cher à Aarav. Il encourage à apprécier les aliments dans leur forme la plus naturelle, à cultiver des herbes aromatiques à la maison et à se reconnecter avec le processus de production alimentaire. Cela favorise une appréciation plus profonde de la nourriture et une relation plus respectueuse avec l'environnement.

Aarav met en lumière l'impact positif de la planification des repas. En consacrant un peu de temps à la préparation des repas, on peut réduire le gaspillage alimentaire. Cette approche contribue non seulement à une alimentation à Indice Glycémique bas mais aussi à un mode de vie plus conscient.

Le partage est un thème récurrent dans les conseils d'Aarav pour une vie durable. Cela va au-delà du partage de recettes et inclut la transmission des principes de l'Indice Glycémique bas à la famille et aux amis. Un mode de vie sain devient ainsi une expérience collective, renforçant le soutien mutuel.

Aarav souligne également l'importance de l'autocare. Prendre le temps pour soi, que ce soit à travers la méditation, la pratique d'une activité physique ou la simple dégustation consciente des repas, contribue à un bien-être global. Cela renforce la durabilité du mode de vie à Indice Glycémique bas en mettant l'accent sur l'équilibre et la satisfaction.

Aarav Kapoor propose une vision holistique de l'intégration de l'Indice Glycémique bas dans un mode de vie durable. Ses conseils pratiques vont au-delà des choix alimentaires pour englober la simplicité, la connexion avec la nature, le partage, l'autocare et l'embrassement progressif de cette approche pour une vie équilibrée et durable. Chaque étape, guidée par la sagesse d'Aarav, devient une avancée vers un mode de vie épanouissant et respectueux de soi et de l'environnement.

CONCLUSION

En refermant ce livre, vous avez non seulement exploré les méandres de l'Indice Glycémique bas (IG bas), mais avez entrepris un voyage transformateur aux côtés de notre guide expert, Aarav Kapoor, vers la sagesse nutritionnelle.

Au terme de cette exploration captivante, il est indéniable que ce concept peut devenir une boussole essentielle pour une santé optimale. Les bienfaits tangibles de l'IG bas sur la gestion du poids, la prévention des maladies chroniques et la stabilité énergétique ont été clairement dévoilés. Adopter une alimentation à IG bas, c'est choisir une voie où le bien-être et la vitalité deviennent les piliers de chaque repas.

Passer à une alimentation à IG bas ne doit cependant pas être une métamorphose radicale, mais plutôt une transition graduelle vers une meilleure santé. Il suffit de quelques substitutions astucieuses pour transformer vos repas quotidiens. Remplacez le riz blanc par du quinoa, les pâtes traditionnelles par des pâtes de blé complet et le sucre raffiné par du sucre de coco. Ces petites modifications cumulées auront un impact significatif sur votre Indice Glycémique global. En un rien de temps, vous aurez transformé vos assiettes !

Il est vrai que la préparation de repas à IG bas peut sembler intimidante au début. C'est le cas de tout changement, nous rappelle Aarav Kapoor. En réalité, malgré tout, c'est une expérience culinaire accessible à tous. La clé réside dans la conscience des choix alimentaires. Optez pour des méthodes de cuisson douces, privilégiez les aliments frais et non transformés, et soyez attentif aux portions. Ces simples points vous guideront vers une cuisine saine sans compromettre la saveur. Revenez régulièrement vers ce petit guide pour retrouver les conseils de l'expert et des idées recettes.

Car créer des repas à IG bas n'est pas seulement une quête pour la santé physique, mais aussi une ode au bien-être émotionnel. Une alimentation équilibrée, basée sur des choix judicieux d'IG, peut stabiliser les niveaux d'énergie, favoriser la clarté mentale et même influencer positivement l'humeur. En embrassant l'IG bas, vous ouvrez la porte à un équilibre global, où la nourriture devient le carburant de votre vitalité physique et le bâtisseur de votre sérénité émotionnelle.

En conclusion, l'IG bas ne se résume pas à un simple régime, mais à une philosophie alimentaire durable. La sagesse alimentaire ! Les choix que nous faisons à chaque repas influent directement sur notre qualité de vie. Opter pour l'IG bas, c'est choisir une vie où la santé et le bien-être s'entrelacent harmonieusement. Alors, continuez d'explorer, d'expérimenter et de cultiver une vie saine et équilibrée.

Que cette aventure vers une alimentation consciente et nourrissante vous guide vers une vie épanouissante et pleine de vitalité.

Bon appétit et bonne santé !

POUR ALLER PLUS LOIN

Livres

« 100 recettes et menus « de Michel Montignac

« La meilleure façon de manger « de Angélique Houlbert et Thierry Souccar

« Les aliments qui entretiennent votre santé « de Franck Senninger

Sites Web

LaNutrition.fr : https://www.lanutrition.fr

Manger Bouger : https://www.mangerbouger.fr

Agence nationale de sécurité sanitaire de l'alimentation, de l'environnement et du travail : https://www.anses.fr

Applications Mobiles

Yazio : Cette application propose des informations sur l'IG des aliments et permet de suivre son alimentation.

Yuka : Analysez la qualité nutritionnelle des produits en scannant leur code-barres.

Crédit images : Ella Olsson